D1084993

BELLEZA

150

TIPS

SORPRENDENTES

AGUILAR

Texto y diseño © 2000 Carlton Books Limited
De esta edición:
D. R. © Aguilar, Altea, Taurus, Alfaguara, S.A. de C.V., 2004
Av. Universidad 767, Col. del Valle
México, 03100, D.F. Teléfono 54 20 75 30
Aguilar es un sello editorial del **Grupo Santillana**. Éstas son
sus sedes: Argentina, Bolivia, Chile, Colombia, Costa Rica,
Ecuador, El Salvador, España, Estados Unidos, Guatemala,
México, Panamá, Perú, Puerto Rico, República Dominicana,
Uruguay y Venezuela.

Primera edición: enero de 2004
ISBN: 968-19-1094-X

Traducción: Margarita Montes
Arte: Penny Stock
Diseño original: DW Design
Fotografías de interiores: Sandro Hyams y Raúl González
D. R. © Rediseño de cubierta: Antonio Ruano Gómez
Rediseño de interiores: José Luis Trueba Lara

Impreso en México

COSMOPOLITAN

BELLEZA

150 TIPS SORPRENDENTES

JAN MASTERS

AGUILAR

1

Piensa por tu piel.
OLVÍDATE de clasificar tu cutis como grasoso, seco o mixto y comienza a tratarlo como algo único y cambiante. La piel se ve afectada por diversos factores —puede resecarse tras un viaje en avión, volverse más grasa cuando hace calor, o estar propensa a ajarse cuando estás estresada. Consigue varios productos que se ajusten a tus necesidades y altérnalos (de la misma manera en que lo haces con las prendas de tu guardarropa).

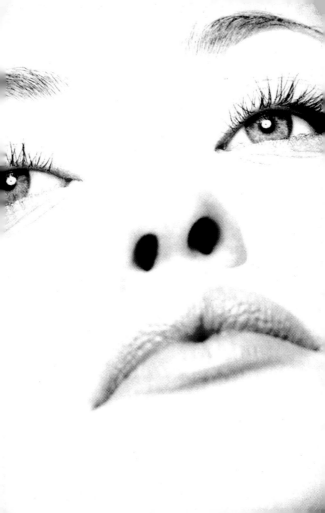

2 **Los dermatólogos tienen una nueva forma de pensar** y consideran que los productos de limpieza facial solubles al agua son los mejores. ¿Las razones? El agua hidrata la piel, no la maltrata (lo que sí sucede cuando usas un pañuelo desechable para remover las cremas limpiadoras) y elimina todo tipo de impurezas. Así que ¡salpícate el rostro!

3 ¿Tienes la cara hinchada? Inclínate hacia delante y coloca tu rostro sobre las palmas de tus manos durante uno o dos minutos, oprimiéndolo un poco. Esto le proporcionará a tus **tejidos faciales** la presión que requieren para evitar ese problema.

Resulta muy tentador, ¿verdad?
Ese grano te "pide" que lo exprimas.
Pero trata de posponer la acción. Si
el barrillo no cede ante una presión
muy tenue, lo único que vas a
conseguir es empeorar las cosas.
Además, los artistas del maquillaje
insisten en que las espinillas intactas
son más fáciles de cubrir.
(Quizá te reconforte pensar
que las modelos también
tienen barros.)

**"Restregar es sólo para
los pisos"**, advierte la
dermatóloga
estadounidense Patricia Wexler.
Olvídate de las compresas ásperas o
muy rasposas: para tu limpieza facial
diaria, lo más recomendable es una
buena y anticuada franela—
además de no dañar tu piel, es de
los mejores exfoliadores que
exisiten.
Nota: compra una franela blanca para
que puedas echarla en la lavadora de
ropa cuando estés lavando tus prendas con
agua caliente.

6

Ten cuidado con los humectantes: untártelos en exceso puede constituir un pecado contra tu piel. Para determinar qué tanto debes utilizarlos, haz lo siguiente: lava tu rostro con un limpiador facial ligero y espera media hora. Tras ese lapso de tiempo, tu piel deberá haber producido suficiente grasa, de tal manera que no se sienta tirante.

7 **Olvídate del bisturí.** Las investigaciones han demostrado que las personas que practican meditación trascendental reducen, en promedio, un quince por ciento el envejecimiento por la actividad de los radicales libres. **Ommmmm...**

8

Agasájate diariamente con frutas y vegetales frescos, y mientras el jugo de éstos escurre por tu barbilla, ten en mente que tu organismo está recibiendo vitaminas A, C, y E —que son los superhéroes nutricionales, pues neutralizan a los horribles radicales libres, que si se dejan actuar, terminarán por aniquilar la elasticidad de tu piel.

¡Cuidado! No uses jabón o astringente para "desengrasar" tu piel —lo único que lograrás será secar las capas superiores de la epidermis, provocando que las glándulas que están en niveles más profundos reciban una "señal" y comiencen a producir más grasa. Quizá te suene extraño, pero usar un limpiador graso, detiene la producción excesiva de grasa y puede mejorar tu piel.

Si quieres una **crema** con efectos anti-envejecimiento, busca una que contenga retinol, un derivado de la vitamina A. Estas cremas son más amables con tu piel que la Retina A que se vende por prescripción médica y ayudará a tu piel a recuperar su elasticidad.

Sí, ¡es posible revertir el proceso de envejecimiento! Pero sólo si comienzas a utilizar diariamente una crema con factor de protección solar del número 15. Esto le dará a los mecanismos regeneradores de tu piel la posibilidad de revertir algunos de los efectos dañinos que el sol le ha inflingido —años de exposición a la luz solar aunados a esas maravillosas semanas de vacaciones en las que estuviste sometida a un intenso "asado". Sin embargo, si continúas permitiendo que los rayos solares bombardeen tu piel sin protegerla, el daño acumulado sobrepasará la habilidad de tu piel para regenerarse. ¿Y cuál será el resultado? Pues las arrugas.

Las investigaciones aparecidas en el **Volvic Hydration Report** revelan que una de cada cinco oficinas tienen niveles de humedad que son más bajos que los del Sahara, y que una de cada diez es tan seca como el Valle de la Muerte. Por esta razón y para dar a tu piel la humectación que requiere, es muy importante que bebas de seis a ocho vasos de agua diariamente.

Si puedes tomar un baño de vapor tras tu rutina de ejercicios, hazlo. No sólo resultará fantástico para relajar tus músculos, sino que también te dará un tratamiento facial (sin necesidad de usar tus manos) y, mejorando tu micro circulación, le ayudará a tu piel a eliminar toxinas, impurezas y grasas.

¡Date la oportunidad de resplandecer!

13

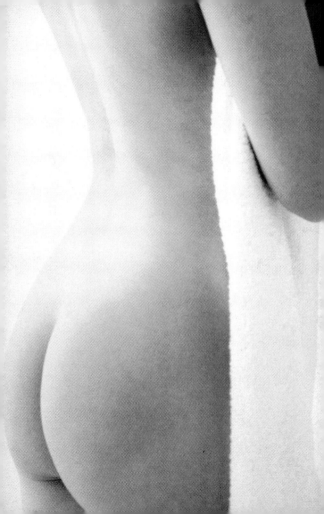

Invierte en cubrealmohadas de seda o satín. Como son más resbaladizos que los de algodón, te ayudarán a evitar arrugas; pues cuando la piel queda atrapada por mucho tiempo entre los pliegues de la tela, tiende a arrugarse.

1415

Convierte tu rutina nocturna de humectación y limpieza facial en un delicioso y relajante ritual: masajea la zona posterior de tu cuello, el cuero cabelludo y las sienes; después remoja una toalla desechable con aceite de esencias e inhala su aroma durante uno o dos minutos. Estamos tan acostumbrados a este mundo acelerado y frenético, que a menudo tendemos a realizar con prisa las rutinas que preceden el momento de ir a la cama, pero los psicólogos dicen que si conviertes tu aseo personal en un tiempo precioso reservado para "ti", conseguirás tener más energía y más autoestima.

Fruncir el entrecejo arruga la frente y entornar los ojos causa patas de gallo. Una solución de alta tecnología es una inyección de Botox. Pues paraliza temporalmente a los músculos en los que se inyecta, de tal manera que, sin importar qué tanto gesticules, la piel que está sobre la zona en la que se aplicó esta sustancia, permanece tersa. El efecto dura alrededor de cuatro meses y la piel se va volviendo "a prueba de arrugas" por cada vez que se aplica el tratamiento.

17

Puedes mejorar la habilidad de tu piel de **retener agua**, fomentando su producción de aceites naturales (o lípidos). ¿Cómo? Se dice que los ácidos grasos esenciales —que se encuentran en las cápsulas de aceite Evening Primrose o Starflower— promueven la producción de lípidos. Incrementa tu ingesta de estos y observa qué pasa.

18

No abuses de la **crema para ojos**, pues a la mañana siguiente los tendrás hinchados. Cuando apliques crema bajo tus ojos, sólo hazlo siguiendo el contorno de la cuenca ocular, sin aplicarla en otras zonas. El efecto de la crema llegará a las áreas inmediatamente superiores de la piel pero sin exacerbar el problema. Dile adiós a los ojos de oso panda.

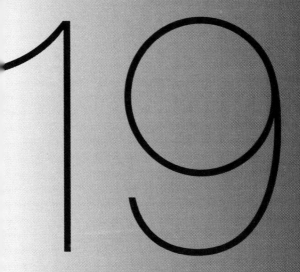

Según el doctor Howard Murad, dermatólogo de Los Ángeles, **la noche es el momento propicio** para aplicar cremas de tratamiento. Cuando tu cabeza cae sobre la almohada y tu mente se va a jugar al país de los sueños, los mecanismos regeneradores y la actividad celular se triplica. Las cremas de noche fomentan este proceso, así que no escatimes en ellas.

20

Hay menos **glándulas sebáceas** en tu cuello que en tu cara, por eso la piel de éste puede resecarse y volverse áspera. Para evitar lo anterior y dar a tu cuello el tratamiento que requiere, unta los productos faciales hacia *abajo* y los corporales hacia *arriba*.

21

Cepillarte el cuerpo constituye una rutina integral para el cuidado de tu piel y te otorgará grandes beneficios. Estimulará tu sistema linfático y dejará tu piel ultrasuave. Mantén el cepillo corporal seco, y, comenzando por tus pies, pásalo por todo el cuerpo con firmeza y de manera rítmica; cepilla siempre en el mismo sentido y en dirección hacia el corazón.

Como las **súper modelos**, tú también aprovecha los beneficios del mar. (¿Te has fijado cuántas veces las retratan en playas semidesiertas?) Mezcla sal de mar con aceite de oliva, de tal manera que quede una masilla, y

22

agrega el jugo de un limón. Utiliza este amasijo para frotarte el cuerpo. La sal sirve como exfoliadora, el aceite como humectante y el limón iguala el tono de la piel y

blanquea las uñas. Tu piel se sentirá como la de un bebé.

23

Convierte tu baño diario en una hidroterapia. Coloca tu frente a quince centímetros del chorro del agua y permite que el vapor te humedezca el rostro. Incrementa la presión de la regadera y date un masaje con el agua en la zona posterior de tu cuello, en la espalda y los hombros. Rocíate las piernas de arriba abajo, moviendo la regadera de mano en zigzag, y dirige el chorro del agua hacia las plantas de tus pies. Termina tu sesión con un regaderazo de agua fría. Aahhh.

Maquillándote y desmaquillándote

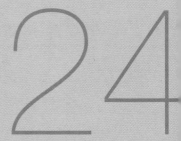

24

La regla de oro del maquillaje: según los expertos, para conseguir un máximo impacto con un toque moderno, debes resaltar sólo una de tus facciones —ya sean tus labios o tus ojos.

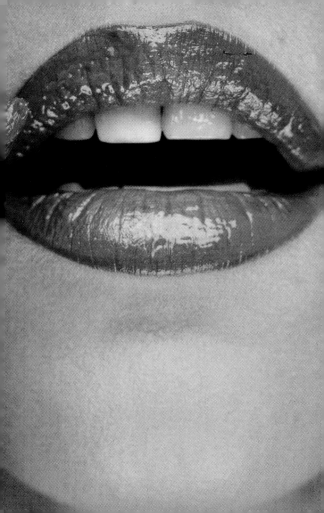

Los profesionales emplean la **base de maquillaje** para cubrir las imperfecciones y la aplican sólo cuando es necesaria, generalmente bajo los ojos, alrededor de la nariz y en cualquier otra área que tenga un tono de piel más obscuro. Sin embargo, si tu piel requiere una asistencia global, ponte pequeñas gotas o puntos en tu barbilla y en tu nariz y, con ambas manos, úntala hacia el resto de tu cara.

Una regla que debes saber: No debes —repítelo, no debes— tratar de "borrar" las imperfecciones o manchas poniéndoles corrector o base de maquillaje directamente del tubo ni con tus dedos. Con un pincel de ojos, cubre la mancha y luego remueve el exceso con tu dedo anular; repite el procedimiento hasta que quede perfectamente cubierto. Ahora, busca el punto que trataste de cubrir, ¡seguro no podrás encontrarlo!

Los distintos tonos de corrector cumplen funciones diferentes. Es probable que ya uses un corrector de un tono más claro que el de tu piel para cubrir las zonas más obscuras, como pueden ser las ojeras; pero si lo quieres para disimular las bolsas de ojos, el truco es utilizar un corrector más obscuro (un maquillaje bronceador líquido y opaco te servirá). Pero todo con medida: se trata de emplear mínimas, pequeñísimas porciones.

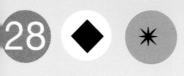

Puedes quitarte varios años cubriendo con corrector las líneas de la sonrisa. O, si lo prefieres, puedes lograrlo **sonriendo sin parar**.

Para que tu **maquillaje** quede equilibrado, aplica el colorete tanto en el hueso de las mejillas como en los cachetes. Antes de hacerlo, aplica un poco de polvo traslúcido, pues esto realzará el color de tu piel sin que se vea "parchada".

30

Si estás buscando el tono preciso de **maquillaje bronceador**, imagina de qué color se pondría tu piel tras tostarte en Tahití, y compra ese tono. En cuanto al colorete, busca un color que se asemeje al que obtiene tu rostro tras un regaderazo con agua caliente, una caminata en invierno o tras realizar malabares bajo el edredón.

Coloca tu espejo perpendicularmente a la luz natural. Si, por fortalecer tu ego, te maquillas frente a una luz que te favorezca, corres el riesgo de ponerte demasiado maquillaje y salir a la calle con una horrible cara anaranjada.

El rimmel y las pinturas de labios muy caras parecen decir "cómprame, cómprame". ¿Debes caer en la tentación? Los estudios demuestran que al comprar-como-niña-rica, te estás diciendo tres cosas positivas:

1 Merezco este artículo costoso.
2 Si lo compro, tendré los medios para ser una persona más feliz
3 Al adquirirlo, parte de la magia asociada a este artículo de lujo llegará a mi vida.

¿Necesitas más excusas? **No creo**.

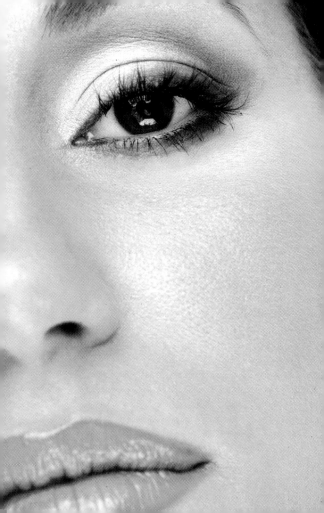

Imita a los profesionales. Antes de maquillarte los ojos, aplica mucho polvo traslúcido bajo tus ojos. Cuando termines de maquillarte, sacude con una brocha el exceso de polvo, esto te permitirá eliminar cualquier partícula de pintura de ojos que se haya adherido a la base del maquillaje.

3334

Si doblas el cepillo de tu rimmel en forma de media luna, podrás aplicarlo desde la base hasta la punta de cada una de tus pestañas (aun doblado cabrá dentro del tubo).

Si cuando sacas el cepillo de tu rimmel ya no hace un leve sonido de succión, sabrás que ha llegado el momento **comprar uno nuevo**.

3536

Si quieres tener los **ojos muy abiertos**, prueba el truco que Kevyn Aucoin, experto en maquillaje, empleó con Gywneth Paltrow: Aplica sombra líquida blanca en la esquina interna que forman los ojos (del lado opuesto del lagrimal) y difumínala. ¿Quién necesita dormir?

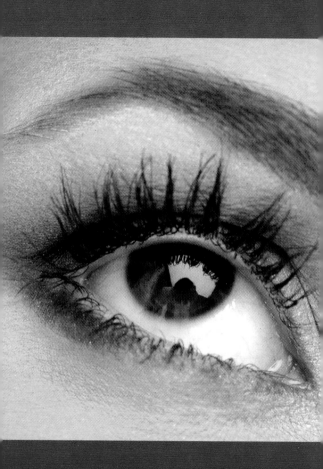

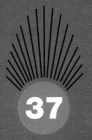

37

Las pestañas postizas son increíblemente
divertidas y coquetas, pero deben estar hechas a
la medida. Recórtalas para que tengan el ancho
de tu ojo, o sencillamente usa pestañas
individuales o de las que vienen cortadas en
pequeñas secciones (de cinco o seis pestañas).
Haz que tus ojos se vean más redondos
agregando algunas pestañas extra al centro del
párpado, o "levanta" los ojos poniendo las
pestañas en las comisuras exteriores. Coloca una
línea de pegamento en el dorso de tu mano o
en una hoja de papel y humedece ligeramente
las pestañas postizas; esto te ayudará a evitar
una situación pegajosa.

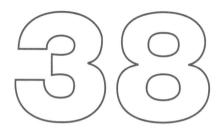

Sé una experta en delineador. Si quieres achicar tus ojos, enfatiza sus comisuras internas. Si los quieres agrandar, resalta la parte exterior de las comisuras y no delinees la zona interior. Si tienes los ojos hundidos, maquilla con una sombra pálida los párpados superiores y sólo aplica delineador bajo las pestañas inferiores. Si los tienes pequeños, evita el delineador negro (emplea uno color gris, bronce o chocolate) y traza una línea delgada —nunca gruesa— bajo las pestañas inferiores, y no olvides rizarte las pestañas.

39

Para obtener una **mirada ardiente** sin necesidad de trazar ninguna raya, emplea un delineador líquido y haz pequeños puntos en la raíz de tus pestañas (tratando de cubrir el espacio que existe entre pestaña y pestaña).

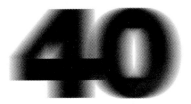

40

Si quieres un **sellador labial** instantáneo, pincha una cápsula de vitamina E y úntala sobre tu pintura de labios.

41

La forma que adquiere tu tubo de labios tras el uso, te dirá si lo estás aplicando correctamente. Si queda...

Plano, lo estás aplicando demasiado en el labio inferior. Si además frotas tus labios uno contra otro para transferir el color, a tu labio superior le faltará definición.

Con una **pendiente pronunciada**, es probable que estés sosteniendo el tubo de labios muy verticalmente. Con el paso del tiempo, el ángulo será tal que difícilmente podrás delinear tu labio inferior. Gira regularmente tu lápiz labial.

En forma de **pirámide**, es signo de que estás sosteniendo el labial en un ángulo adecuado y que estás aplicando el color equitativamente en ambos labios.

42

No necesitas cubrir tu **rostro** con polvos faciales. De hecho, para obtener un look más moderno, reconsidera a qué secciones quieres darles un tono mate —tu nariz, quizá— y qué áreas quieres mantener brillantes —como la parte superior de las mejillas, que se ven mucho mejor con un poco de resplandor.

43

Los destellos **metálicos** siempre son excitantes —no sólo para la cara, sino para todo el cuerpo. Pero, ¿debes optar por el dorado o plateado? El código del color es simple. Si tienes la piel pálida (piensa en Nicole Kidman), elige el plateado; si eres apiñonada (como Salma Hayek), decídete por el dorado.

Rehabilita tu cabello

Sigue el ejemplo de los estilistas que trabajan tras bambalinas en los desfiles de modas y rompe todas las reglas preparando secretos cócteles con productos de belleza. ¿Cuál es el tuyo?

• Para alaciar el cabello rizado, mezcla gel con un poco de acondicionador y aplícalo antes de usar la secadora eléctrica —el acondicionador evitará que el gel crispe el cabello y el gel evitará que se esponje.

• Para dar volumen al cabello lacio, en la palma de tu mano mezcla abrillantador de cabello con un poco de spray fijador (si lo viertes a poca distancia, el spray se convierte en líquido). Y aplícalo separando el cabello con los dedos —el spray te dará fijación y el abrillantador separará tus cabellos.

• Para dar mayor definición al cabello rizado, mezcla abrillantador y gel por partes iguales —el gel y el abrillantador hacen maravillas al cabello rizado, obtendrás fijación y brillo.

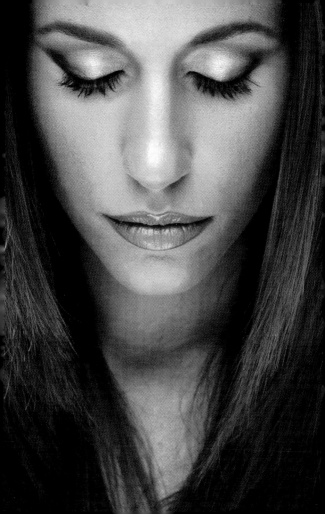

45 Aplica el **champú** únicamente en el cuero cabelludo —la espuma que escurre por tu cabello al enjuagarlo es suficiente para limpiarlo perfectamente sin resecar sus puntas. Aplica el acondicionador a la inversa: comienza por las puntas y utiliza lo que te haya quedado en las manos para aplicarlo en el resto del cabello y en el cuero cabelludo. De esta manera evitarás sobre-acondicionar las raíces, que tienden a requerir menor humectación.

46 Mantén la **potencia** de tus productos para el cabello aplicándotelos cuando tengas el cabello húmedo y no cuando esté empapado —de esta forma no se diluirán.

¿Te gusta **bañarte en tina** antes de ir a un lugar especial? Haz correr primero el agua fría, esto evitará que el exceso de vapor eche a perder tu estilo.

47

48

Andrew Collinge, un **importante estilista que trabaja para la televisión**, te comparte un truco de belleza para que tu cabello adquiera un brillo demasiado-bueno-para-ser-verdad. Seca tu pelo con una toalla y aplícale un poco de acondicionador intensivo. Luego ponte una gorra de baño (de las de plástico) para mantener el calor y permite que tu cabello "sude" durante unos cinco minutos. El calor abrirá su cutícula, permitiendo que el acondicionador lo penetre y le dé un brillo de ensueño.

La **secadora de pelo** comienza a surtir efecto una vez pasado el "punto de conversión", es decir, cuando el cabello deja de estar húmedo y comienza a secarse. Si la empleas antes de eso, lo único que lograrás será un agudo dolor de brazo —y sin haber conseguido nada en relación con tu cabello. Lo mejor es dejar secar tu cabello naturalmente o frotarlo con tus dedos suavemente bajo el aire caliente hasta que comience a secarse. Si mientras empleas la secadora eléctrica tu cabello se seca demasiado, humedécelo con un atomizador de agua.

Si usas la secadora eléctrica como lo hace el promedio de la gente, lo más probable es que tu look final no sea como el que obtienen los expertos. ¿Por qué sucede eso? Porque la mayoría de las personas se aburren antes de que las diversas secciones del cabello queden realmente secas. "En lo que se refiere al uso de la secadora de pelo", advierte Nicky Clarke, "los últimos dos minutos son los que realmente cuentan; si no permites que tu cabello quede totalmente seco, habrás desperdiciado todo el tiempo que empleaste en ello". De verdad vale la pena invertir esos minutos extra, pues al terminar, tu cabello se verá **como recién salido del salón de belleza** (y nadie podrá imaginar que vienes de tu casa).

Si quieres salir contenta de la peluquería y evitar esa sensación horrible de mirarte al espejo y pensar **"odio cómo me veo"**, lleva una fotografía (o cuatro) del corte de pelo que quieres. Para que el corte que quieres te quede bien, Sally Hershberger (creadora del famoso corte de Meg Ryan) te recomienda llevar una imagen del mismo. Según ella, "un buen estilista podrá decirte si el corte que te encanta va con tu tipo de cabello, y de no ser así, podrá sugerirte una alternativa viable".

¿Centímetros más o centímetros menos? El largo de cabello más sexy es el que llega justo donde está la tira de la espalda del sostén —esto según el 43 por ciento de los hombres.

Escucha a tu estilista, pues sabrá qué puede soportar tu tipo de cabello. Si lo que te sugiere no te parece especialmente excitante, no te dejes intimidar,

¡SÉ VALIENTE!

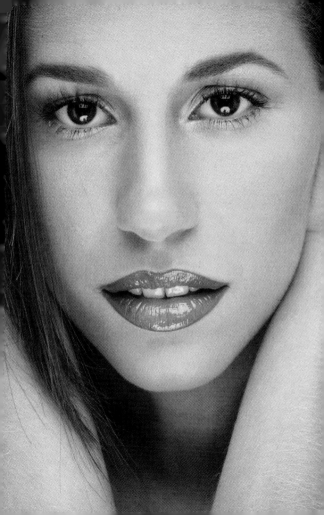

"Si quieres **cortarte el cabello en casa**, no 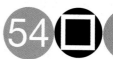 olvides revisar la parte de atrás y los lados", sugiere el famoso estilista Peter Forrester. "Es muy fácil pasarte demasiado tiempo contemplando tu imagen de frente al espejo y por ello olvidar que los demás te ven en tres dimensiones." La clave es usar varios espejos.

Si quieres pintarte el pelo de un tono más claro, busca una de esas  lindas fotografías de tu primera infancia; lo más probable es que entonces tu cabello haya sido más claro y que el estilista pueda copiar los tonos que más se adecuen a tu tez. Son los colores que te otorgó la naturaleza, así que **seguramente se te verán muy bien**.

Rompe el código de color. 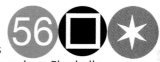 Los tonos rojizos favorecen la piel pálida y clara. El cabello rubio va muy bien con los tonos de piel dorados claros. El castaño obscuro y el negro avivan la tez cetrina o con tonalidades amarillentas.

No te laves el cabello antes de teñirlo. Cuando 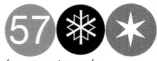 el cabello está sucio las raíces se notan más y los mechones resultan más fáciles de manejar. Obviamente, tu cabello no deberá estar demasiado mugriento.

No te sientas culpable por gastar dinero en tu cabello —¿por qué te preocupa pagar 1000 pesos en luces o rayos, mientras, sin pensarlo dos veces, te gastas 2500 pesos en un atuendo especial? Para tu aspecto, el cabello resulta igual de importante que la ropa —y lo usarás mucho más, ¡garantizado!

¿Quieres cambiar tu estilo sin cortarte el cabello? Pídele al estilista **un flequillo** —los flecos resultan maravillosos tanto para los rostros anchos como para los alargados; además metamorfosean tu imagen de manera instantánea, por eso son tan solicitados.

¡Suéltate el pelo! El cabello un poco desordenado es sumamente sexy; pues, según John Sahag, un famoso peinador de Nueva York, "da la impresión de que no tienes miedo de parecer desarreglada". El cabello muy corto o con mucha textura resulta ideal para "despeinarlo". Para obtener un aspecto sexy y muy natural, simplemente ponte un poco de mousse con los dedos, pero ten cuidado: no uses el cepillo, pues arruinarás la textura de tu cabello.

En las tiendas encontrarás un sinnúmero de sofisticados productos de belleza, ¿cómo saber cuál debes comprar? **Damien Carney**, un importante estilista sugiere, "elegir un producto que te ayude a moldear el cabello mojado, y otro que le dé forma y fijación cuando esté seco –pues de esa manera obtendrás productos que se ajusten a tu tipo y corte de cabello".

¿Rompiste con tu novio? Tómate un momento para pensar antes de someterte a un drástico corte de pelo. Quizá te convenga más destacar el que ya traes —es posible que eso te ayude a recobrarte un poco. O, cambia tu imagen, haciéndote unas luces más claras que tu tono de cabello. Deja ese nuevo corte para cuando te sientas más animada… o, mejor aún, para cuando tengas un nuevo amante.

6263

¿Sueles salir del salón de belleza sintiendo que tu corte no es nada del otro mundo? Si tu respuesta es sí, busca un estilista que te corte el cabello cuando esté seco. **Michael Van Clarke** (hermano de Nicky Clarke) es un maravilloso exponente del corte en seco; él siente que cuando el pelo está seco, resulta más fácil ver (y tomar en cuenta) su acomodo natural, especialmente si es rizado o muy grueso —el cabello mojado puede ser engañoso, pues adquiere características muy similares al lacio.

¿Tienes el cabello opaco? Puede deberse a que llevas demasiado tiempo usando el mismo champú. Las investigaciones demuestran que ser fiel a una marca puede resultar perjudicial para tu cabello, pues se vuelve inmune a los efectos benéficos del champú. Termina con este problema variando los productos que empleas; por ejemplo, si tienes un evento importante, deja de utilizar por unas semanas tu champú favorito (ese que hace maravillas por tu pelo) y vuélvelo a usar unos días antes del mismo.

64 65

Si en ocasiones especiales quieres lucir un **cabello fabuloso**, como vuelto a nacer, córtate el pelo –si no quieres cambiar de estilo, pide que sólo te recorten las puntas. Para evitar decepciones, haz con antelación tu cita con el estilista y programa tu visita cuando menos una semana antes de tu evento, pues el pelo se ve mejor cuando ha crecido una millonésima de centímetro.

Cuando salgas de noche

He aquí un secreto de Vincent Longo, famoso maquillista, para que **el delineado de ojos** te dure todo el día: "Emplea primero el lápiz delineador, luego aplica un poco de sombra obscura sobre éste para que se fije, y da el toque final trazando una línea con el delineador líquido." Con esto tendrás los ojos perfectamente delineados hasta la hora del almuerzo del día siguiente.

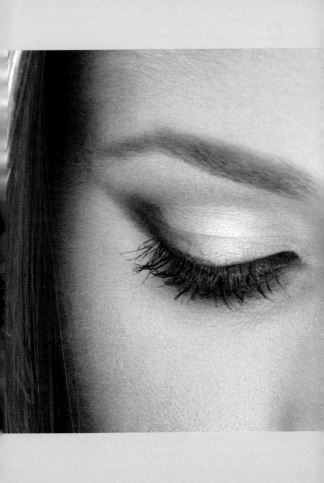

Las mujeres que usan **lápiz labial** besan más –las chicas con labios sin pintar besan en promedio veinte veces a la semana, y las que se los pintan lo hacen 60 veces. Mmmm.

"Los labios rojos son, sin duda alguna, atrevidos y sensuales", dice Fiona Fletcher, una artista del maquillaje que tiene entre su selecta clientela a personajes como Jennifer Aniston. Si nunca te has animado a llevar el color escarlata en los labios, comienza por emplear un lápiz labial de un tono rojo muy claro y ve subiendo de tono hasta llegar a un bermellón rojo-semáforo. "Pero ten cuidado", advierte Fiona, "si delineas tus labios con un exceso de perfección, podrías terminar pareciéndote a Minnie Mousse. Obtendrás mejores resultados si redondeas un poco las líneas y remueves el exceso de color".

"Los labios de color brillante son para el maquillaje lo que los tacones altos son para la ropa", dice el famoso maquillista Daniel Sandler. Primero emplea un delineador color carne para sellar los bordes de los labios y evitar que el color se corra, luego rellena el resto con **pintura de labios** utilizando un pincel. "En lo que se refiere a la sombra de ojos, entre menos uses, más sexy te verás." Usar un tono neutral hará resaltar tu lápiz labial y te dará una imagen clara y confiada –el énfasis del maquillaje de ojos deberá estar en el delineador y en el rimmel.

El maquillaje no termina en la cara. Ponte un poco de crema en el cuello y hasta el nacimiento del pecho (esto le dará a tu piel un aspecto resplandeciente), luego aplica colorete bajo la clavícula y un poco de polvo brillante redondeando la parte superior de los senos.

Si quieres tener **las pestañas como Bambi**, necesitarás emplear un rizador de pestañas —no hay otra manera. Coloca el rizador en la base de tus pestañas y oprímelo con suavidad durante algunos segundos. Trata de hacerlo bien la primera vez, pues los segundos intentos generalmente causan que las pestañas se ricen de formas extrañas. Luego ponte varias capas de rimmel —pero no esperes a que las capas sequen, pues lo único que conseguirás será que tus pestañas se llenen de grumos.

Utiliza un colorete rosa y **difumina** los bordes con un poco de colorete amarillo pálido; conseguirás un tono muy sexy y favorecedor, parecido al efecto que adquiere tu piel a la luz de las velas.

Para que el color de uñas sea más profundo y brillante, **Kristi Marie Jones**, la manicura de celebridades, como Jennifer Lopez y Courtney Love, sugiere usar un barniz metálico como base y después poner un tono traslúcido. ¿Su combinación favorita? Rosa malva metálico y escarlata traslúcido.

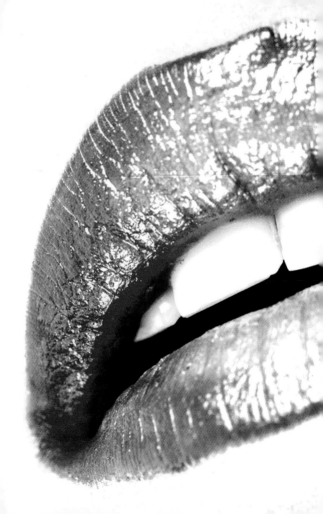

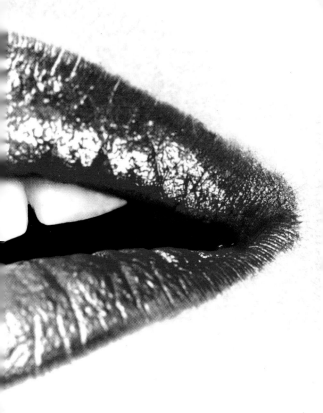

74 Para tener labios suaves y **muy besables**, báñate con agua caliente, ya sea en tina o en regadera, y frota tu boca con una franela para remover las asperezas.

Si en tu próxima cita quieres lucir un cabello **realmente sexy,** la noche anterior ponte un poco de mousse y algunos rulos; a la mañana siguiente sólo acomoda los rizos.

75

76

No hay nada más sexy que un **bronceado parejo** y podrás conseguirlo con un maquillaje bronceador para el cuerpo. Primero exfolia tu piel y huméctala, luego aplica el gel bronceador como si fuera una crema. Frótalo muy bien para obtener un tono parejo, pero usa muy poco en los tobillos y en las rodillas, pues tienden a absorber el color más rápido que las demás zonas del cuerpo. ¿Un buen consejo? Aplica el gel bronceador con guantes de plástico muy delgado —no son nada sexys, es cierto, pero tampoco lo son las manos anaranjadas—, cuando te los quites, ponte un poco de bronceador en los nudillos y frota el dorso de tus manos.

Consiéntete con un **delicioso y largo baño** de tina antes de esa cita tan importante. "Me encanta sumergirme en un baño de burbujas y aceite de esencias", dice Olivia Chantecaille, una famosa maquillista. "Me recuesto y me convenzo de que todo mi estrés se disuelve en el agua y desaparece con las burbujas." Por extraño que parezca, funciona.

"Un cabello limpio es un cabello sexy", dice Sam McKnight, importante peinador. "Asegúrate de lavar muy bien tanto tu pelo como tu cuero cabelludo, así, si a tu novio se le ocurre darte un beso en la cabeza, quedará extasiado con el delicioso aroma que expide tu cabello." Las raíces grasosas tienden a acumular la mugre con mucha rapidez, por eso, cuando no tengas tiempo de lavarte el pelo, usa un champú seco y aplica un poco de fragancia.

Para conseguir el **máximo atractivo sexual**, deberás bañarte cuando menos dos horas antes de salir, sugiere Joachim Mensing, un psicólogo que trabaja en la industria de los perfumes. De esa manera aún te sentirás fresca y permitirás que el olor de la fragancia se mezcle con el olor natural de tu piel — que comienza a aparecer dos horas después del baño—, dándote mayor sensualidad.

La belleza y la playa

Hora: 11 p.m. Destino: **Una playa lejana**. Fecha de salida: Mañana. Problema: El pánico comienza a apoderarse de ti, pues no sabes cómo meterás en una sola maleta la inmensa pila de cremas para el sol, sandalias, ropa de playa, la secadora de pelo de cinco velocidades, etcétera. Para evitar esta situación, antes de salir de vacaciones, reúne artículos para viaje y muestras gratuitas de productos de belleza (de esas que regalan en los grandes almacenes). También telefonea al hotel en el que te hospedarás y pregunta qué artículos proporcionan a sus clientes —quizá descubras que requieres empacar tu secadora de pelo.

81

Cuando pienses en maquillaje, piensa en la desnudez de una isla desierta, dice la maquillista Barbara Daley. "Las vacaciones de verano son el único momento del año en el que puedes contar con la belleza natural de tu piel, así que lo mejor es mantener el **maquillaje muy simple**."

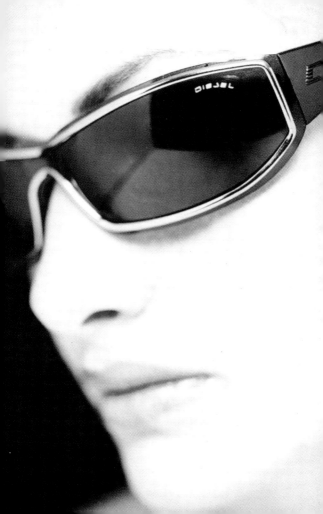

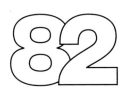

Guarda tus **artículos de belleza** y las medicinas en bolsas plásticas transparentes y con cierres (de esa manera evitarás estar buscando frenéticamente lo que necesitas). Lleva tus productos de limpieza en tu equipaje de mano (te alegrarás de haberlo hecho si tu maleta se extravía). No vacíes tus medicinas en botes que no les correspondan (es posible que necesites rectificar sus especificaciones o que las autoridades migratorias necesiten comprobar que se trata de un medicamento de prescripción médica).

Evita confusiones en lo que se refiere a cremas con protección **UVA y UVB** —éstas siglas se refieren a la protección contra rayos ultra violeta; la A se refiere a los rayos que causan el envejecimiento y la B a los rayos que queman la piel. El grado de protección UVA con que cuenta una crema casi siempre aparece en la parte de atrás de la botella, mientras que el Factor de Protección Solar, que tiene que ver con el grado de protección UVB, siempre aparece al frente del envase. El Factor de Protección Solar es lo más importante, pues los rayos UVB son los que queman la piel y por ende los que más daño causan a largo plazo.

84

Para elegir una crema bronceadora adecuada para tu **tipo de piel**, debes saber lo siguiente: Las cremas con Factor de Protección Solar de 60 son recomendables para pieles ultrasensibles, pero un factor de protección muy alto no forzosamente significa que vaya a protegerte de más rayos solares que la tradicional crema con un Factor de Protección Solar de 25. Para que te des una idea: las cremas SPF15 te protegen del 92 por ciento de los rayos UVB y las SPF30 te protegen del 96 por ciento.

85

En lo que se refiere al Factor de Protección Solar, dos más dos no es igual a cuatro. Por ejemplo, usar un bloqueador del 15 en tu cara, y ponerte una base de maquillaje con un Factor de Protección Solar de 5 no te da una protección solar de 20. **Tu nivel de protección** será igual al producto con más alto Factor de Protección Solar que emplees.

Un **bronceado veloz** no te dejará nada bueno —además de ser peligroso, resulta una pérdida de tiempo. El color que tendrá tu piel dos semanas después será casi el mismo que si te hubieses bronceado paulatinamente. Esto sucede porque gran parte del color que adquiere la piel a partir de un bronceado rápido se debe al enrojecimiento que se provoca cuando ésta comienza a quemarse (aunque no tengas una sensación de ardor). El color de tu bronceado está genéticamente programado; así que, aunque te tires al sol como lagartija o lo hagas con tiento, al final obtendrás el mismo tono.

Ponte maquillaje bronceador de cuerpo antes de subirte al avión, esto te dará una confianza total en el momento de tirar la toalla, y pasear por la playa. El maquillaje bronceador aporta otro gran beneficio: ayuda a disimular la celulitis.

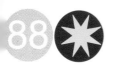

88

Según un estudio realizado en la Universidad de Harvard, en Estados Unidos, los maquillajes bronceadores contienen un ingrediente llamado **dihidroxiacetona** (DHA) que protege a la piel contra los rayos UVA, pues los absorbe. Sin embargo, no resulta efectivo contra los rayos UVB —que son los más peligrosos, pues queman la piel— por lo que aunque uses maquillajes bronceadores, necesitarás una crema con un alto Factor de Protección Solar.

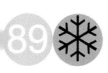

89

Mide tu **crema solar**. Aplica una cucharadita de crema en tu rostro —si usas menos de eso, la capa será demasiado delgada y una crema con un Factor de Protección Solar de 15 te estará dando una protección de 8. Para el cuerpo necesitarás emplear —cuando menos— una botella de 200 mililitros por cada semana de vacaciones.

Sé una **mujer acuática** inteligente y recuerda que los rayos del sol penetran el agua a bastante profundidad, así que nadar y chapotear no te protege del sol —de hecho ocurre lo contrario. La piel mojada se quema más rápido que la seca, así que toma precauciones extra cuando salgas de nadar. Además, el agua clorada remueve las cremas solares con mayor rapidez que el agua de mar, por lo que, cuando nades en la alberca, aplícate una crema bloqueadora resistente al agua y vuélvela a aplicar siempre después de secarte.

Las cremas contra la celulitis sólo te funcionarán si estás preparada para ejercitarte regularmente, llevar una buena dieta y tomar más agua. Un régimen para embellecer tus caderas, además de mejorar tu piel y darte más energía, te traerá saludables beneficios de los pies a la cabeza. **¡Hazlo por tu corazón —y por tus caderas!**

Los **aminoácidos** que se encuentran en los pescados grasos estimulan el metabolismo y ayudan al proceso de lipólisis (disolución de grasas). Además, una dieta rica en carbohidratos complejos y baja en azúcar refinada te ayudará a reducir los depósitos grasos.

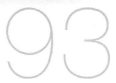

La retención de líquidos hace que la celulitis se vea peor. Paradójicamente, tomar más agua te ayudará; plantéate como meta beber entre uno y dos litros diariamente.

Este es un ejercicio —sugerido por **Jonathan Goodair**, entrenador personal en el London's Home House Club— te ayudará a mejorar el aspecto de tus caderas antes de esas ansiadas vacaciones.

1. Acuéstate boca abajo, recargando tu cabeza en tus manos.
2. Inhala y lentamente levanta una de tus piernas; mantenla elevada durante un segundo, exhala y bájala.
3. Mantén la pierna que estás ejercitando muy tirante y con el pie en punta; trata de estirarla lo más que puedas mientras lo haces (tus caderas no deben separarse del suelo en ningún momento).
4. Haz de 10 a 20 repeticiones, con movimientos lentos y controlados. Realiza el ejercicio todos los días, comenzando un mes antes de salir de vacaciones.

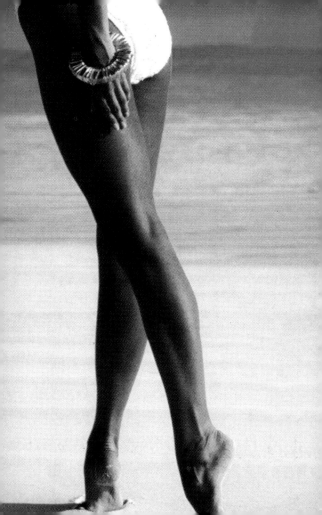

Para dar a tu cabello un **aspecto sexy y desordenado**, aplícale un poco de cera abrillantadora cuando aún esté húmedo. La sal hará que tenga la textura del cabello de las sirenas y la cera le dará brillo y protección.

Con una brocha, **aplícate colorete terracota** en las mejillas, pero, si quieres parecer bronceada, no olvides también aplicarlo en frente, barbilla y nariz. Para dar un aspecto más natural a tu maquillaje, agrega un toque de colorete rosado sobre el terracota (parecerá que el rubor de tu cara fue dado por el sol).

¿Es realmente necesario **proteger tu cabello del sol**? Absolutamente. Los rayos ultravioleta rompen la estructura proteínica del cabello dejándolo opaco y débil; además, el color tiende a desvanecerse porque los filamentos pilosos se hinchan dejando salir las moléculas químicas del color.

98

La humedad del verano puede hacer que tu cabello se torne indomable. El pelo rizado o tratado, que es más poroso, absorbe el vapor de agua que hay en el aire y se torna crespo. ¿La solución? Trenza o recoge tu cabello para que el área de exposición sea menor, o emplea un suero que lo recubra para crear una barrera contra la humedad. El cabello lacio y delgado no puede absorber la humedad del aire y ésta se queda en su superficie haciendo que se vea escurrido. Un corte redondeado, con capas gruesas encima y capas cortas abajo, y usar un poco de mousse, te ayudará a darle más volumen a tu cabello.

Incorporar diversas actividades en tu rutina de ejercicios —por ejemplo, correr, levantar pesas y hacer yoga— permitirá que tu cuerpo utilice un mayor número de músculos que si te limitas a una sola actividad física. Cuando estés de vacaciones procura ejercitarte en la arena: hará que te esfuerces el doble y además exfoliará tus pies.

Según **Tomas Maier** —quien diseñó trajes de baño para Hermès durante diez años— debes invertir en dos trajes de baño: uno obscuro para el principio de tus vacaciones y otro de un color más claro, que deberás usar cuando ya estés bronceada.

Tiñe tus cejas del mismo color que tu cabello, pues esto realzará tus ojos —pero para evitar riesgos, acude siempre a un especialista. Tiñe también tus pestañas, de esa forma podrás olvidarte del rimmel con toda confianza... y evitarás salir de la alberca pareciendo el monstruo de alguna película de horror.

Antes de tomar el avión, **consiéntete** con un manicure y un masaje de aromaterapia. Pídele al masajista que utilice una mezcla de aceites de lavanda y eucalipto, pues éstos ayudarán a tu sistema inmunológico a lidiar con los microorganismos que se encuentran en aire reciclado de las aeronaves.

Supongamos que estás acostada a la orilla de la alberca, posando para una fotografía en la que quieres salir muy bien. ¿Cuál es **la posición más favorecedora**? Según Brenda Venus, estilista de *Playboy*, debes recostarte de lado, cruzar una pierna sobre la otra y flexionar ligeramente tus piernas en dirección a tu cuerpo. Esto hará que tus caderas se eleven y tu cintura se vea más pequeña.

Mejora tu **crema bronceadora**. Wende Zomnir, quien fundó Urban Decay Cosmetics, recomienda pulverizar un poco de sombra para ojos de color bronce y mezclarla con tu crema de protección solar; esto dará a tu piel un brillo muy especial.

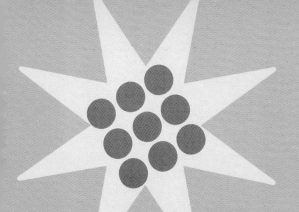

El estilista **Charles Worthington** dice que es mejor cortarte el cabello antes de las vacaciones que después de ellas. ¿La razón? Evitarás exponer zonas de tu piel, especialmente en el área del cuello, que quedaron sin broncear. Nicky Clarke secunda esta opinión, pues un cabello recién cortado resulta más manejable y además te verás mejor.

105

106

Si la base del maquillaje te deja el rostro lustroso, haz lo siguiente: Mezcla en la palma de tu mano un poco de base con una o dos gotas de loción tonificante, esto diminuirá notablemente **el aspecto grasoso de la cara**.

¿Se te acabó el corrector? Usa el maquillaje que queda adherido al cuello de la botella —es casi tan espeso como el corrector y del mismo tono de tu piel.

107

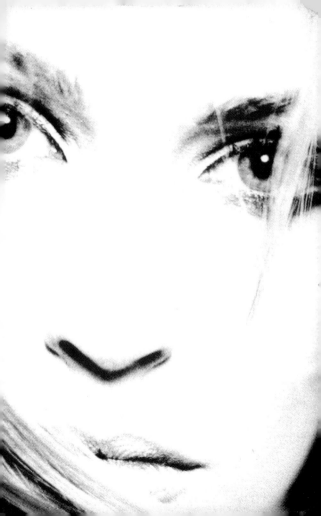

108

Para evitar el **cabello electrizado**, utiliza una toallita suavizante de ropa (de esas que se ponen en la secadora) y pásala por tu cabello de la raíz a la punta, o úntale una pizca de crema para la cara.

109

Si tienes una cita después del trabajo y no tienes tiempo de volver a maquillarte, simplemente aplica agua en tu rostro con un atomizador, luego sécatelo con un pañuelo desechable y con un una compresa de algodón limpia la zona debajo de los ojos. "Pero no se te ocurra volver a aplicar maquillaje base, pues tendrás un aspecto emplastado", recomienda Ruby Hammer, uno de los creadores del área de cosméticos de Ruby & Millie. "Mejor ponte unas gotitas de maquillaje bronceador y aplícalo con tus dedos, esto le dará un brillo tenue y muy bello a tu rostro."

Si ya se te ven **las raíces del cabello**, pero no tienes tiempo para teñirlo de nuevo, ¡escóndelas temporalmente! ¿Cómo? Con gel para cejas o rimmel para el cabello (incluso el rimmel ordinario te servirá).

¿**Anduviste de parranda**, te despertaste tarde y ya no te da tiempo de lavarte el cabello? Charles Worthington te recuerda que la regla de oro es no cepillártelo. Aunque tu pelo no se vea grasoso, la mugre y el humo que se acumuló en él será mucho más visible después de cepillarlo. Así que por esta vez olvídate del cepillo: Ponte spray de pelo, echa la cabeza hacia abajo y usa tu secadora eléctrica. Si tienes el cabello rizado, ponte spray para desenredar el pelo y acomódatelo con los dedos.

Si tienes el **cabello reseco**, cambia tu cubrealmohada de algodón por uno de seda o satín —estas telas no absorben los aceites naturales.

Si tienes los **labios disparejos**, con una sombra para ojos de color blanco traza una línea delgada sobre el área que desees rellenar. Esto le dará mayor luminosidad a tus labios y creará la ilusión de que los tienes más gruesos.

Si tienes los **labios muy gruesos** y quieres adelgazarlos, evita los labiales brillantes y usa colores obscuros y mates. Si prefieres los colores claros, antes de pintarte los labios delínealos con un color más claro, siguiendo por dentro su contorno natural, y después rellénalos con un lápiz labial que combine con el color del delineador.

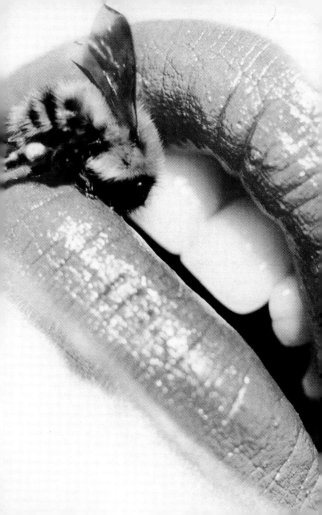

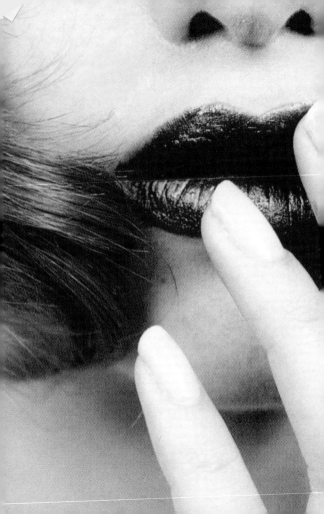

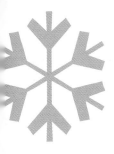

Olvídate de **soplar** tus uñas para secar el esmalte. Es mucho mejor sumergirlas en agua fría.

115

116

Si tienes las **uñas cortas**, dales una forma cuadrada-ovalada. Esto hará que se vean más largas, y el hecho de no limar sus orillas las hará más resistentes. Un buen consejo: cuando no tengas una lima a la mano, usa la cinta abrasiva de una caja de cerillos.

117

El **aceite de almendras dulces** hará tus uñas más fuertes y más flexibles. La clave radica en emplear muy poco y aplicarlo a menudo, masajeándolas. Guarda una botellita en tu mesa de cama y otra en el cajón de tu escritorio y úsalas cuando estés preocupada o nerviosa.

La **súper modelo**
Kristy Hume te da un
consejo para
acondicionar tu
cabello: una vez al mes
ponle mucho aceite de
jojoba y déjalo reposar
durante 30 minutos
antes de lavarlo.

Para rizar tu pelo rápidamente,
simplemente pon a hervir agua en una
cazuela, coloca tu cabellera sobre el **vapor
de agua** y frúncelo con las palmas de tus
manos.

119

Si tus **tubos eléctricos** se descompusieron y los otros están para la basura, ha llegado el momento de utilizar la tecnología de desecho: Simplemente corta trozos de papel aluminio y dales forma de salchichas; enrosca tu cabello en ellos, dóblalos, sujétalos con una liga o un pasador y utiliza tu secadora eléctrica. El aluminio se calentará, rizando tu pelo y dándole cuerpo.

Usa tus **productos de cocina**. Si quieres un cabello brillante, haz una mezcla con plátano machacado y una cucharada de aceite de girasol, aplícala como si fuera acondicionador, déjala reposar durante treinta minutos y luego lávate el pelo. Para revitalizar tu permanente, moja tu cabello con agua de limón —media cucharadita de jugo de limón disuelta en medio litro de agua fría— y luego lávatelo (el ácido cítrico contrae la corteza interna del cabello e intensifica su rizado).

Lava los trastes y **cuida tus manos**. Siempre usa guantes de hule, pero antes de ponértelos unta crema en tus manos (el calor del agua y el plástico hacen que las cremas sean diez veces más efectivas).

123

Para que tu **manicure dure** más de diez días, aplica barniz de uñas trasparente (brillo) cada tercer día. Si además lo aplicas en los bordes de las uñas, evitarás que el esmalte se escarapele y fijarás su color.

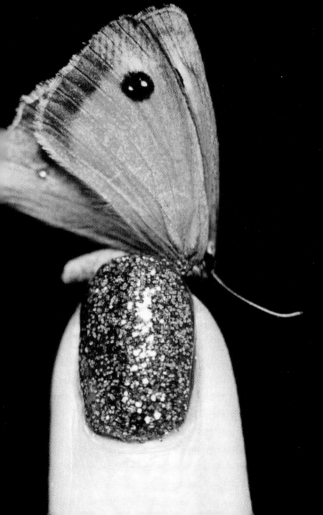

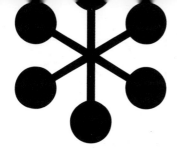

124

Utiliza el tiempo anterior al baño para hacer **tres cosas a la vez**: acondicionar tu cabello, ponerte una mascarilla facial y humectar tu piel. Esta es una estrategia que te ahorrará mucho tiempo y te dará excelentes resultados, pues el vapor de agua hará que la mascarilla penetre mejor.

125

El cabello teñido de rubio suele adquirir tonalidades semejantes al latón, para evitarlo, Daniel Field, un famoso estilista, recomienda ponerte **salsa catsup** en el pelo y dejarla reposar durante 30 minutos antes de lavarlo. (Mientras esperas que tu pelo a la catsup quede listo, puedes comerte unas ricas papas fritas.)

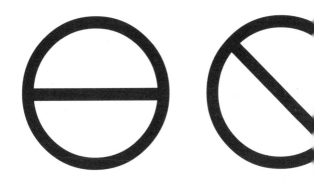

Tratamientos SPA-liciosos

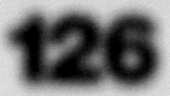

126

Los tratamientos de calor, como el sauna, los baños de vapor y el jacuzzi, resultan excelentes antes de los masajes, pues calientan los músculos, permitiendo que el masajista pueda deshacer los nudos de tensión muscular con mayor facilidad.

127

Quítate las joyas antes de entrar al sauna —se calientan muy rápido y pueden quemar tu piel.

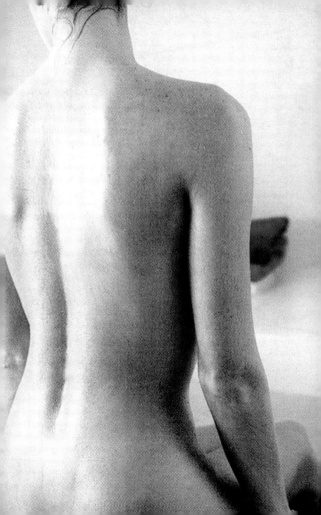

Antes de someterte a cualquier tratamiento, lo mejor que puedes hacer es **exfoliar** tu cuerpo con un guante o cepillo de fibras naturales. Esto eliminará las células muertas y permitirá que cualquier loción o poción penetre profundamente tu piel y dé mejores resultados.

Elevar tu **temperatura corporal** mediante el uso de baños de vapor, sauna o jacuzzi, no sólo te relaja y elimina las toxinas del cuerpo, ¡también fortalece tu sistema inmunológico!

Programa tus sesiones de **aromaterapia** para que sean el último tratamiento del día. Pues de esa manera los aceites tendrán el tiempo necesario para penetrar profundamente tu piel y dar buenos resultados —si tras una sesión de aromaterapia te metes a nadar o te das algún tratamiento acuático, perderás todos sus beneficios.

¿Talaso-qué? La talasoterapia es un tipo de terapia acuática que utiliza el agua de mar y las algas marinas en diversos tratamientos que sirven para revitalizar la circulación y desintoxicar el organismo. Los vendajes con algas marinas y lodo estimulan la sudoración, los baños de presión vigorizan y los masajes bajo el agua reducen la tensión.

Moldea tu cuerpo, pero conoce los distintos tipos de masajes y así evitarás desagradables sorpresas, como ser masajeada con los puños cuando en realidad deseabas ser acariciada.

Aromaterapia: Utiliza diversos aceites de esencias según las necesidades de cada persona. El masajista realiza manipulaciones suaves y reconfortantes. Es una terapia perfecta contra el estés.

Masaje sueco: Se realiza con movimientos largos, amplios y firmes, incluye mucha fricción y manipulación. Es excelente contra dolores y nudos musculares.

Tui Na: Es un masaje chino que requiere de muchos movimientos físicos, tanto del masajista como de quien recibe el masaje (se puede decir que es una especie de entrenamiento físico personalizado). El objetivo es relajar la tensión muscular y ósea.

Thai: Es un antiguo masaje terapéutico que incorpora estiramientos de yoga, movimientos de balanceo tenues y presión en puntos específicos del cuerpo. Puede resultar relajante o estimulante.

Uno de los métodos más modernos para **remover permanentemente el vello** es con luz roja e infrarroja. ¿Cómo funciona? Cuando penetra en la piel, la luz es absorbida por la raíz del vello y el folículo; éstos elevan su temperatura causando que las células pilosas se degeneren y mueran. Aunque es un tipo de intervención que no requiere de bisturí, es recomendable hacer una prueba en una pequeña zona del cuerpo para ver la reacción de tu piel.

¿Buscas un tratamiento facial? Antes de someterte a él, habla con el terapeuta y explícale claramente qué problemas te interesa tratar. Un masaje profundo estimula el sistema linfático y es muy bueno contra la hinchazón; un masaje facial de aromaterapia es recomendable para pieles sensibles; un facial exfoliador o "micro-peeling" es eficaz para revitalizar la piel; y los faciales que emplean micro corrientes eléctricas y estimulan la reparación de los tejidos cutáneos resultan la opción ideal como tratamiento antienvejecimiento.

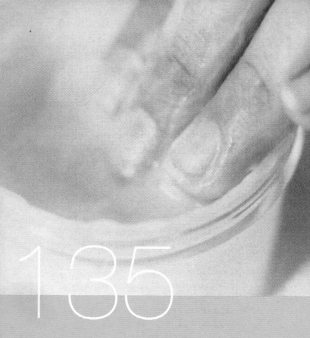

135

Según Horst Rechelbacher, fundador de Aveda, los beneficios que obtienes a partir de los **tratamientos de belleza** van mucho más allá de la piel. Y tiene razón. Hoy en día, los expertos se han dado cuenta de que cuando te das tiempo para ti misma te sientes mejor y obtienes un mayor control sobre tu vida. Así que ya no lo pienses y ve a hacerte ese facial.

No tengas miedo de hablar cuando no te sientas cómoda durante un tratamiento, ya sea porque las vendas reductivas estén muy calientes o porque te esté dando frío durante un masaje. Recuerda que los tratamientos de SPA tienen por objetivo consentirte, no probar tu capacidad de resistencia. Resulta sorprendente que muchas mujeres que no dudan en exponer lo que piensan en la oficina se queden mudas cuando están envueltas en una toalla.

Cuando te hagan un manicure, paga por adelantado. Así evitarás **maltratar el esmalte** de uñas sacando el dinero de la cartera.

Para casi cualquier **tratamiento de SPA** necesitarás desvestirte (por lo general en los masajes podrás llevar puesta una bata o toalla y en los tratamientos de agua, un bikini). Habla con el masajista, explícale con qué tipo de ropa te sentirías más cómoda, y trata de relajarte. Si te piden que te desnudes recuerda que son expertos y que, durante todo el tiempo que dure el tratamiento, te cubrirán estratégicamente con toallas dobladas. Además, ¡han visto de todo!

El placer de las esencias

Tu fragancia puede convertirse en un claro recordatorio de tu sensualidad. La prueba de ello la da Jean-Paul Guerlain, uno de los mejores perfumistas del mundo: "Cuando viajo no llevo la fotografía de mi novia, lo que hago es llevar su fragancia: con sólo oprimir el atomizador puedo sentirla instantáneamente junto a mí. Esto prueba que el perfume es mucho más poderoso que cualquier fotografía."

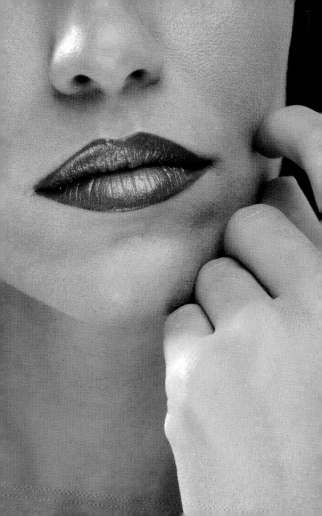

El aroma está intrínsecamente vinculado a la memoria, así que si haces las cosas con cuidado, tu hombre nunca olvidará cuándo fue la primera vez que olió tu nueva fragancia. Utiliza una velada especial para introducir tu nuevo perfume, llena a tu hombre de expectación y, a partir de esa noche, ese aroma hará que mágicamente recuerde todos los sentimientos que experimentó contigo. Y el siguiente truco: usa esa fragancia cuando necesites envolverlo con tus encantos.

La ciencia de la **aromatología** radica en mezclar las armas para producir un efecto específico en la persona. ¿Quieres sentirte revitalizada, llena de energía? No dudes en usar esencia de jazmín, está científicamente comprobado que estimula las ondas cerebrales. ¿Buscas tranquilidad y quieres relajarte? La menta y la lavanda hacen maravillas por las almas estresadas. Además, quienes estén lo suficientemente cerca de ti como para olerte, también experimentarán los mismos efectos.

¿Quieres provocar pasión? Usa **vainilla**. "En todo el mundo es considerada una esencia sumamente erótica", dice Paul Guerlain.

El **sentido del olfato** está directamente relacionado con la memoria, por esto, una de las maneras más sencillas de sentirte como en casa cuando estés en un cuarto de hotel consiste en hacer que éste huela como tu hogar. Si cuando estás en tu casa sueles rociar aceites de esencias a la hora del baño o aplicar un poco de perfume en las sábanas, haz lo mismo cuando llegues a tu hotel. Así, cuando regreses por las noches, evocarás de inmediato ese sentimiento de "que bueno que ya estoy en casa".

Nunca compres una fragancia sólo porque te gusta como huele en alguien más. Recuerda que el tipo de piel, la dieta, los jabones y las cremas que usas crean un aroma personal que afectará **el olor que un determinado perfume tendrá en ti**.

Si quieres comprar un nuevo perfume, **no experimentes** con más de cuatro fragancias a la vez. Aplícalas en zonas separadas de tu cuerpo para que puedas evitar que sus aromas se mezclen. Es recomendable que apuntes en qué lugar te pusiste cada uno de los perfumes, pues es muy fácil confundirse.

Para probar una fragancia adecuadamente, úsala durante uno o dos días —el enamoramiento es completamente distinto al amor duradero.

147

Ponerte perfume tras las orejas es algo muy común, pero no es lo más recomendable, pues las secreciones de las glándulas sebáceas que se encuentran en el nacimiento del cabello pueden alterar su fragancia. Hay mejores zonas para aplicar el perfume: el empeine (a la altura del tobillo), la nuca, el antebrazo (a la altura del codo), y más que nada, las corvas.

148

Las esencias de **limón y hierbabuena** te ayudarán a enfrentar el día; la manzanilla y la lavanda te ayudarán a relajarte por la noche.

El aroma es trasportado por la brisa, el calor y la humedad; por lo anterior, una de las mejores maneras de **perfumarte** y hacer que tu fragancia permanezca a tu lado mucho tiempo, es aplicarla con un atomizador en la bastilla de una falda vaporosa. Pero ojo: tendrás mejores resultados si lo haces en un caluroso y húmedo día de verano.

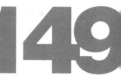

150

Es probable que ya no consigas oler tu fragancia tras aplicarla, esto se debe a que tu nariz se ha acostumbrado a su aroma. No caigas en la tentación de ponerte el doble, recuerda que quienes te rodean sí pueden olerla. Para reeducar tu nariz, usa productos de baño de la misma marca de tu perfume (su formulación será lo suficientemente distinta como para revitalizar tu **sentido del olfato** y te permitirá volver a percibir la fragancia).

Los **desodorantes** pueden echar a perder el aroma de tu perfume; lo mismo ocurre con los sprays de pelo muy olorosos. Evita la lucha de poder entre los distintos aromas optando por productos —desodorantes, sprays y cremas— inodoros.

El sentido del olfato de las mujeres es generalmente más agudo que el de los hombres y se intensifica durante la **ovulación**. Además, cuando las mujeres están ovulando producen un olor que resulta atractivo para los hombres y que incluso acelera la excitación. Quizá deberías usar Chanel No. 5 durante esos días en los que la naturaleza te tiene cogida por la nariz.